Amal Samet

Epistaxe

Amal Samet

Epistaxe

PEC, gravidade e recorrência

ScienciaScripts

Imprint

Cover image: www.ingimage.com

This book is a translation from the original published under ISBN 978-620-6-73020-0.

Publisher:
Sciencia Scripts
is a trademark of
Dodo Books Indian Ocean Ltd. and OmniScriptum S.R.L publishing group

120 High Road, East Finchley, London, N2 9ED, United Kingdom
Str. Armeneasca 28/1, office 1, Chisinau MD-2012, Republic of Moldova, Europe
Managing Directors: Ieva Konstantinova, Victoria Ursu
info@omniscriptum.com

Printed at: see last page
ISBN: 978-620-8-62387-6

PLANO

INTRODUÇÃO

A epistaxe é uma das emergências mais comuns do ouvido, nariz e garganta (ORL). Representa 33% das consultas de urgência de ORL e 24,57% das hospitalizações de urgência [1, 2]. A sua apresentação clínica é muito variável, desde pequenas hemorragias intermitentes que podem ser tratadas pelo próprio doente em casa, até formas mais graves que requerem atenção médica e que empurram regularmente os doentes para o serviço de urgência. A epistaxe pode ser grave devido à sua abundância ou repetição. Vários factores podem influenciar a gravidade da epistaxe, incluindo o estado do doente, a etiologia e a natureza do tratamento [3, 4]. O clínico tem um papel importante a desempenhar na identificação de formas "perigosas" de epistaxe inicial ou secundária e no início de um tratamento precoce, abrangente e eficaz, de modo a melhorar o prognóstico.

1- EPIDEMIOLOGIA

1-1- Idade

A epistaxe é um problema comum que pode afetar pessoas de qualquer idade e a incidência e o impacto da epistaxe variam com a idade [5].

No estudo de Ari et al, a epistaxe foi mais comum nos idosos devido a alterações relacionadas com a idade na mucosa nasal e nos vasos sanguíneos[6]. No estudo do Nepal, a prevalência de epistaxe variou com a idade. A maioria dos doentes com epistaxe encontrava-se no grupo etário dos 46-65 anos, seguido do grupo etário dos >65 anos[7].

No entanto, Li et al referiram que o número de consultas hospitalares por epistaxe era mais baixo nos doentes com mais de 70 anos de idade e que os doentes com menos de 40 anos de idade tinham uma taxa de incidência mais elevada de epistaxe [8]. Noutro estudo, a distribuição etária dos doentes durante um período de 14 anos revelou que o número de casos de epistaxe era maior nos doentes mais jovens do que nos mais velhos [9]. Neste estudo, em que os doentes foram incluídos independentemente da idade, a incidência anual de epistaxis foi maior no grupo com menos de 18 anos (N=19580(41,99%)) e menor nos doentes com mais de 70 anos (N=2675(5,74%)). Numa população pediátrica, de acordo com um estudo de ElAlfy et al, a idade média era de 7,89 ± 3,89 anos. Verificaram também que a incidência de epistaxis diminuía após a puberdade e era rara em crianças com menos de 2 anos de idade[10].

1-2- Género

A prevalência de epistaxis por género varia entre estudos. Na população pediátrica, a distribuição por sexo no estudo mostrou uma frequência quase igual, com 53 doentes do sexo feminino e 47 doentes [10]. Li et al encontraram um predomínio do sexo masculino na série; este predomínio foi essencialmente na epistaxe espontânea [8,11]. Esta predominância masculina não é constante, uma vez que Ari et al verificaram que a ocorrência de epistaxis foi mais frequente nas mulheres durante o período da pandemia de SARS-CoV-II [6].

1-3-Época

A influência da estação do ano no aparecimento da epistaxe tem sido notada, mas os estudos sobre a associação entre epistaxe e eventos climáticos têm produzido resultados inconsistentes. Num estudo realizado nos Estados Unidos, o autor revelou que a epistaxe ocorre mais frequentemente no outono e no inverno, quando as temperaturas são mais baixas [1, 12].

Tabassom et al verificaram que a epistaxe ocorre mais frequentemente em doentes mais velhos e durante os meses mais frios [13]. No entanto, para os doentes com menos de 18 anos, Elalfy verificou que havia significativamente mais doentes com epistaxe nos meses mais quentes do ano e menos na primavera, o que pode ser atribuído a variações sazonais [10]. Além disso, um estudo turco descobriu que a ocorrência de epistaxe estava positivamente relacionada com a temperatura média. [14]

Num estudo chinês, os autores indicam que a hemorragia não septal está associada às estações do outono e do inverno. Além disso, referem que o sexo masculino e o aumento do LDL são factores de risco elevados para a hemorragia não septal no inverno e na primavera. Assim, parece haver uma influência sazonal na ocorrência de hemorragia não-septal, com uma maior prevalência durante os meses mais frios do ano. No entanto, os autores não fornecem informações sobre a variação sazonal da hemorragia septal [8].

1-4-História

Verificámos que a hipertensão e a diabetes eram as comorbilidades mais comuns em doentes com epistaxe, o que está de acordo com Li et al. que demonstraram que a hipertensão, a diabetes e a dislipidemia eram comuns em doentes com hemorragia não septal[8]. Elalfy et al verificaram que 17% da população pediátrica tinha co-morbilidades. Estas comorbilidades eram locais, como a rinite alérgica e a sinusite crónica, e sistémicas, principalmente a diabetes mellitus e a doença gastrointestinal [10]. Althaus et al verificaram que a prevalência destas comorbilidades variava de acordo com a especialidade do médico consultado. De facto, a hipertensão arterial e a fibrilhação auricular/flutter foram as comorbilidades mais comuns nos doentes que consultaram um médico de clínica geral do que nos que consultaram um otorrinolaringologista. Além disso, o estudo revelou que o tratamento antitrombótico foi registado em 18,5% dos casos atendidos por médicos de clínica geral e em 16,7% dos casos atendidos por otorrinolaringologistas[11].

Verificou-se que as comorbilidades estão correlacionadas com a epitaxia nasal. Num estudo que analisou a citologia de raspagens nasais, observou-se que o quadro citológico da mucosa nasal coincidia com o diagnóstico de várias doenças, incluindo rinite alérgica e não alérgica[15].

A epistaxe está associada, segundo alguns autores, a várias comorbilidades respiratórias, como a rinite alérgica e a sinusite crónica [16]. Num outro estudo, Cingoz et al verificaram que a doença pulmonar obstrutiva crónica é uma comorbilidade respiratória que pode ter efeitos extra-pulmonares, incluindo a epistaxe [17].

Também foi referido que as visitas ao serviço de urgência por epistaxe aumentam com a idade e que os doentes com mais de 65 anos têm maior probabilidade de se apresentarem no serviço de urgência com epistaxe. No entanto, os resultados deste estudo sugerem que a prevalência de epistaxe pode ser mais elevada em pessoas mais jovens do que nas pessoas com mais de 70 anos, se se excluir o efeito da hipertensão [8].

1-5- Hábitos

é bem sabido que fumar pode ter efeitos negativos no sistema respiratório. Fumar pode irritar as passagens nasais e aumentar o risco de desenvolver infecções respiratórias, o que pode contribuir potencialmente para o desenvolvimento de epistaxis. Além disso, fumar pode alterar a coagulação sanguínea e aumentar a pressão arterial, o que pode aumentar ainda mais o risco de hemorragias nasais. Numa série de casos, alguns autores verificaram que a vareniclina, um medicamento para deixar de fumar, estava associada a eventos hemorrágicos, incluindo epistaxis [20,21]. Foram encontrados marcadores indirectos de abuso de álcool em doentes com epistaxis, indicando que os doentes com epistaxis podem ter uma história de abuso de álcool [22,23]. Este aumento da incidência pode ser explicado pela disfunção plaquetária induzida pelo álcool [24].

Num estudo chinês, Li et al não encontraram uma correlação significativa entre o consumo de álcool e a epistaxe em doentes com mais de 40 anos, enquanto o efeito do consumo de álcool foi demonstrado em doentes com menos de 40 anos. [8]

Outros hábitos de vida que podem contribuir para o risco de epistaxis incluem :

- Stress: O stress pode aumentar a pressão arterial e o ritmo cardíaco, o que pode exercer mais pressão sobre os vasos sanguíneos do nariz.
- Desidratação: A desidratação pode secar a mucosa nasal, tornando-a mais frágil e propensa a sangrar.
- Má nutrição: Uma dieta rica em alimentos processados e pobre em fruta e legumes também pode aumentar o risco de epistaxe. Os alimentos processados são frequentemente ricos em sal e gordura, o que pode contribuir para a hipertensão arterial. A fruta e os legumes são uma boa fonte de vitaminas e minerais, como as vitaminas C e K, que são importantes para a coagulação do sangue.

2- CAUSAS

2-1- Causas locais

2-1-1- Inflamatório e infecioso

É sabido que qualquer processo inflamatório pode causar epistaxis. Na sinusite crónica, esta situação tem sido explicada pela formação de tecido granular altamente vascularizado na cavidade nasal, podendo levar a epistaxes recorrentes. A percentagem de epistaxis de origem inflamatória varia de um estudo para outro: num estudo retrospetivo que incluiu 104 doentes hospitalizados por epistaxis, observou-se que 5,8% dos casos estavam associados a rinossinusite crónica [25]. Em contrapartida, Varshney et al verificaram que 19,3% das epistaxes eram de etiologia infecciosa [26].

2-1-2- Trauma

A epistaxe secundária a traumatismos craniofaciais varia em gravidade, desde a trivial, em simples contusões e fracturas dos ossos próprios do nariz, até à grave, em epistaxes secundárias a lesões arteriais, nomeadamente fracturas que atravessam o canal carotídeo [27]. A tomografia computorizada injectada da massa facial permite uma avaliação precisa das lesões. A origem traumática da epistaxe tem sido observada em 12,7% a 30,8% dos casos de um estudo para outro [25, 28].

Nos casos de epistaxes pós-traumáticas, de grande abundância e que ocorrem após o tempo livre, deve-se suspeitar de um aneurisma carótido-cavernoso [29, 30].

Na epistaxe pós-operatória iatrogénica, a hemorragia pode ocorrer imediatamente após uma operação ou durante a remoção. As cirurgias com risco potencial de hemorragia incluem a turbinectomia, a meatotomia, a etmoidectomia, a esfenoidectomia e a rinoseptoplastia.

Além do trauma externo, o trauma interno pode causar epistaxe de gravidade variável. Estes traumas internos podem ser simples arranhões ou por um corpo estranho, frequentemente observados em crianças ou em deficientes mentais, e por vezes levando à perfuração septal [31].

2-1-3- Tumoral

A associação da epistaxe com outros sinais rino-lógicos (obstrução nasal, anosmia), oftalmológicos (exoftalmia, diplopia, diminuição da acuidade visual) e neurológicos (cefaleias) deve sugerir a origem tumoral da epistaxe, especialmente se os sintomas forem unilaterais [4].

Nas formas tumorais, a epistaxe pode ser secundária à invasão vascular direta ou à libertação de mediadores inflamatórios e produtos de destruição celular [32].

A incidência de epistaxe induzida por tumores varia consideravelmente na literatura, indo de 1% a 18,2% [25, 26, 33, 34]. Os tumores malignos, como o carcinoma de células escamosas, o adenocarcinoma, o melanoma, o neuroblastoma da cavidade nasal e o carcinoma indiferenciado da nasofaringe (UCNT) têm a incidência mais elevada.Para além dos tumores malignos, alguns tumores benignos podem ser secundários à epistaxe, sendo o mais frequentemente descrito o fibroma nasofaríngeo [4]: trata-se de um tumor hipervascularizado desenvolvido na fossa pterigopalatina, que afecta principalmente adolescentes do sexo masculino, desenvolvendo-se frequentemente na idade da puberdade [35, 36]. Em mulheres grávidas, a epistaxe recorrente secundária a um angiofibroma do septo nasal pode desenvolver-se na área da mancha vascular.

2-2- Causas gerais

2-2-1- HTA

A hipertensão, ou pressão arterial elevada, tem-se revelado um fator de risco comum para a epistaxe. Vários estudos examinaram a relação entre a hipertensão e a epistaxe. A prevalência de hipertensão em doentes com epistaxis variou entre 24% e [37]. Uma revisão sistemática da literatura encontrou uma associação entre a hipertensão e a epistaxe [38]. Outro estudo verificou que a cefaleia e a epistaxe eram os sinais mais comuns de apresentação de emergências hipertensivas [39].

A epistaxe pode ser secundária a hipertensão desconhecida, com uma elevada prevalência. Num estudo que comparou dois grupos de doentes sem epistaxe e com epistaxe em doentes com hipertensão desconhecida, Acar et al [40] verificaram que 33,3% dos doentes com epistaxe eram hipertensos em comparação com 11,7% dos controlos sem epistaxe, sendo a diferença significativa (p=0,004).

Outro estudo retrospetivo de 133 casos de epistaxe essencial revelou valores de pressão arterial sistólica mais elevados nos doentes com hemorragia persistente (181,3 ± 26,9 vs 156,6 ± 26,1 mm Hg, p < 0,0001). Estes pacientes hipertensos também apresentaram uma prevalência de epistaxe persistente apesar do tratamento (26% vs 8%, p = 0,002). A análise multivariada identificou a pressão arterial sistólica como um fator independente associado à hemorragia persistente (odds ratio 1,03; intervalo de confiança de 95% [1,01-1,06]; p = 0,002) [41].

Em uma revisão sistemática da literatura envolvendo 9 estudos [42], o autor afirmou a relação causal entre epistaxe e nível de pressão arterial sem levar em conta o valor da pressão arterial no momento do sangramento, a fim de eliminar os vieses associados ao stress e ao efeito do jaleco branco. É importante notar que, embora a hipertensão seja um fator de risco comum para a epistaxe, nem sempre é a causa direta. Outros factores locais e sistémicos podem também contribuir para o desenvolvimento da epistaxe [43].

2-2-2- Perturbação da hemostase

Os doentes com distúrbios da hemostase ou um coagulograma perturbado têm vários factores de risco para a epistaxe [13,44]. Além disso, o uso de medicamentos que alteram a hemostase, tais como anti-vitamina K, heparina, inibidores da agregação plaquetária, inibidores diretos da trombina e inibidores diretos do fator Xa, também foi associado a um risco aumentado de epistaxe [45,46].

Nas estatísticas, a epistaxe foi secundária ao uso de AVKs em 60.000 pacientes entre 2006 e 2008 [47]. Num estudo com mais de 10.000 pacientes, Rainsbury et al descobriram que o uso de agentes antiplaquetários aumentou o risco de epistaxe em 5 a 10 vezes [48].

O efeito dos agentes antiplaquetários pode ser aumentado pelo uso de anti-inflamatórios não esteróides, aumentando assim o risco de epistaxe [49].

O risco de epistaxe existe em pacientes que tomam anticoagulantes, mesmo na ausência de overdose. Num estudo de Soyka et al [50], os autores verificaram que 16% dos doentes medicados com AVK tinham valores de INR dentro do intervalo terapêutico.

2-2-3- Doença de Rondu-osler

A telangiectasia hemorrágica hereditária (HHT) é uma doença autossómica dominante rara caracterizada pela hipertrofia patológica dos vasos sanguíneos, levando à formação de malformações arteriovenosas. A causa genética exacta da HHT é atribuída a mutações em vários genes, incluindo ENG (endoglina), ACVRL1 e SMAD4. Estas mutações perturbam o desenvolvimento normal e a manutenção dos vasos sanguíneos, levando à formação de ligações anómalas entre artérias e veias[51]. A epistaxe em doentes com doença de Rendu-Osler

(DRD) pode ser atribuída a vários factores. Um fator é a presença de telangiectasias mucocutâneas, que são pequenas malformações arteriovenosas mais evidentes nos lábios, língua, mucosa oral, face, tórax e dedos [52]. Essas telangiectasias podem levar a sangramentos recorrentes, que é uma manifestação comum da ROD [53]. Outro fator é o desenvolvimento de vasos arteriovenosos no trato gastrointestinal superior, incluindo o estômago e o intestino delgado, que podem levar a hemorragia crónica e anemia [54]. Além disso, os doentes com ROD podem desenvolver MAVs parenquimatosas hepáticas ou shunts vasculares, levando a cirrose hepática e hipertensão portal, o que pode causar hemorragia das varizes esofágicas [55]. A presença dessas MAVs e telangiectasias em vários órgãos pode contribuir para a ocorrência de epistaxe em pacientes com ROD [56].

2-2-4- Doença sistémica

Os sinais ORL são frequentemente observados na conectivite, vasculite e granulomatose. A epistaxe pode ser uma caraterística diagnóstica importante [4].

As vasculites que causam epistaxis incluem a doença de Wegener, a síndrome de Churg-Strauss e a granulomatose eosinofílica com poliangiite. Estas condições estão associadas à inflamação das paredes dos vasos sanguíneos [4].

Na doença de Wegener, além da epistaxe, o paciente pode apresentar obstrução nasal e rinite crostosa [47]. A perfuração septal é freqüentemente observada nessa condição, desencadeando episódios recorrentes de epistaxe [58].

No contexto das doenças do tecido conjuntivo, a policondrite atrófica pode por vezes estar implicada neste tipo de hemorragia [59].

Embora rara, a sarcoidose pode ter manifestações nasossinusais em 1 a 5% dos doentes. Estas incluem crostas nasais, perda de olfato, dor e epistaxis [60].

2-3- Epistaxe essencial

A coloração vascular frágil é a principal causa de epistaxe. O pico de frequência foi descrito entre as idades de 5 e 20 anos [61]. Foram identificados vários factores desencadeantes, como o coçar, espirros, exercício físico intenso, exposição solar, infecções rino-lógicas, bem como variações hormonais como o período pré-menstrual e a gravidez. A epistaxe essencial ocorre geralmente de forma unilateral e anterior. Na literatura, vários factores de risco têm sido associados a este tipo de epistaxe, incluindo hipertensão arterial, hipercolesterolemia, tabagismo, consumo de álcool, uso de anti-inflamatórios não esteróides e aspirina, e distúrbios da coagulação [62].

3- DIAGNÓSTICO DE GRAVIDADE

A grande maioria dos casos de epistaxe não necessita de hospitalização, sendo necessário tratamento invasivo em apenas 6% dos casos [4]. Havia ainda um problema na avaliação da gravidade da epistaxe, que se baseava em critérios subjectivos. Na maioria dos estudos, a epistaxe foi classificada de acordo com sua gravidade ou repetição [63]. Na literatura, não há uma definição clara de gravidade, que muitas vezes é baseada em critérios subjetivos, como o volume estimado de sangramento (epistaxe de baixa, média ou alta gravidade), ou a localização (anterior e/ou posterior), sendo a epistaxe posterior considerada grave ou potencialmente mais grave. Alguns autores [64] acreditam que quando a epistaxe espontânea requer hospitalização, este facto pode ser considerado um sinal de gravidade. No entanto, também pode haver um viés, uma vez que o internamento pode estar relacionado com a fragilidade do doente (idoso, doente com comorbilidades) e não apenas com a epistaxe em si. No entanto, o internamento implica um grau de instabilidade clínica que pode, na maioria das vezes, exigir um tratamento invasivo, nomeadamente cirúrgico [65]. Assim, na realidade, todos os casos de epistaxis subjetivamente "graves" ou "severos" requerem inevitavelmente o internamento hospitalar. Num estudo de André et al [66], classificaram a epistaxe espontânea como "grave" nos casos de admissão com tamponamento nasal prévio de 48 horas com cessação da epistaxe no D3 de internamento e como "séria" nos casos de internamento >3 dias com necessidade de tamponamento no hospital. balão duplo, ou em caso de deglutição com hemoglobina < 10 g/dl que requeira transfusão de concentrado de glóbulos vermelhos ou se for necessário tratamento cirúrgico invasivo e/ou embolização arterial selectiva sob arteriografia As recomendações da SFORL de 2015 [4] consideram que a gravidade da epistaxe deve ser avaliada com base em critérios clínicos, hemodinâmicos e biológicos:

- Uma epistaxe anteroposterior imediata e/ou bilateral é indicativa de epistaxe grave e deve ser investigada para detetar sinais sugestivos de choque hipovolémico.

- O choque hemorrágico é uma hipovolémia absoluta secundária a uma perda súbita e significativa de massa sanguínea, que é também responsável pela anemia aguda [67]. (Acordo profissional).

O diagnóstico de choque é baseado na combinação dos seguintes sinais [68] (nível de evidência 4):

- Hipotensão arterial (pressão arterial sistólica <80 mmHg, com diferencial apertado)

- Taquicardia
- Perturbação da consciência e/ou polipneia e/ou cianose dos lábios e extremidades e/ou mosqueado

Os factores de risco para a gravidade da epistaxe grave mais frequentemente descritos na literatura são :

3-1- Idade

Na maioria dos estudos, a idade avançada tem sido um fator de gravidade da epistaxe: neste contexto, Hadar et al [3] verificaram que a idade (OR 1,02; IC 1,01-1,023), está significativamente correlacionada com os sintomas clínicos de gravidade da epistaxe. Por outro lado, André et al [66] não encontraram diferenças significativas em termos de gravidade da epistaxe entre pacientes com mais de 60 e menos de 60 anos. Paradoxalmente, a média de idade foi ligeiramente inferior no grupo de epistaxes graves. Vários autores identificaram o sexo masculino como um fator na gravidade da epistaxe: -Hadar et al [3] verificaram que o sexo masculino (OR 2,07; IC 1,59-2,69) estava significativamente correlacionado com sintomas clínicos graves de epistaxe. Esta predominância do sexo masculino pode ser explicada pelo facto de as mulheres estarem impregnadas de estrogénio, o que as protege mais contra a epistaxe. O papel do estrogénio na prevenção da recorrência da epistaxe foi relatado por Daniell em 1995 [69]. Em um estudo realizado por André et al [66], eles não encontraram diferenças significativas entre os grupos em termos de proporção entre os sexos.

3-3- Época

Vários estudos encontraram uma maior incidência de internamentos por epistaxe durante o inverno, provavelmente devido à redução da humidade e ao aumento da secura, o que pode levar a uma mucosa mais seca na cavidade nasal e a uma maior tendência para sangrar [9, 70]. Noutro estudo, Min et al verificaram que a hemorragia do septo nasal ocorre geralmente no inverno e na primavera, quando a diferença de temperatura entre as zonas interna e externa é significativa, levando a uma contração e relaxamento óbvios dos vasos sanguíneos nasais, resultando na secura da mucosa nasal e num risco acrescido de rutura dos vasos sanguíneos nasais. A baixa temperatura e a secura são factores de risco para a hemorragia nasal [38].

3-4- HTA

A maioria dos autores considera a hipertensão arterial como um fator de gravidade da epistaxe: - Numa meta-análise [71], a relação entre a gravidade da epistaxe e a hipertensão mostrou-se controversa. A hipertensão foi considerada um fator de risco para a hemorragia, mas não se determinou se era a causa, uma vez que não foi possível excluir os preconceitos de género e idade. Noutro estudo, Hadar et al [3] verificaram que a hipertensão arterial (OR 1,76; IC 1,27-2,45) estava significativamente correlacionada com sintomas clínicos graves de epistaxe. O Consenso Multidisciplinar da Sociedade Britânica de Rinologia apenas considera a hipertensão arterial [72] como um fator de risco para a evolução clínica grave. Consequentemente, sugerem que este parâmetro seja considerado como um fator de risco major. No entanto, é de referir que a hipertensão medida durante um episódio de epistaxe pode não ser fiável por se tratar de um evento stressante. -Uma meta-análise efectuada por Jin Min et. Al. 2017 de 10 estudos mostrou um aumento do rácio de probabilidade de epistaxe em doentes com hipertensão (OR = 1,253; IC 95%: 1,080 - 1,453) [71]. Um estudo de coorte retrospetivo de 2020 por Byun et al demonstrou que a hipertensão foi um fator de risco significativo para epistaxe com uma razão de risco ajustada de 1,47 (95% CI: 1,30 - 1,66), eles também descobriram que os pacientes hipertensos eram mais propensos a exigir um curativo nasal posterior [45].

-Outra revisão retrospetiva de Sethi et. Al. 2017 mostrou que os pacientes hipertensos que se apresentam ao departamento de emergência têm maior probabilidade de precisar de um curativo nasal (41.2% versus 30.3%, $p < 0.001$) [73].

-Hayoung et al [74] mostraram que os doentes com hipertensão tinham maior probabilidade de ir ao serviço de urgência por epistaxis e de serem tratados com tamponamento nasal posterior do que os doentes sem hipertensão. -Num estudo de André et al [66], a epistaxe grave foi associada a uma pressão arterial e hemoglobinémia significativamente mais baixas. Ao comparar a PAS, PAD e PAM na admissão em pacientes com e sem epistaxe grave, não foi encontrada nenhuma diferença significativa.

3-5- anticoagulantes

O papel do uso de anticoagulantes no desenvolvimento de epistaxe grave é controverso de um autor para outro e de um produto para outro: Hadar et al [3] verificaram que a agregação anti-plaquetária ou a anticoagulação (OR=2,53; IC=1,93-3,33,OR=1,65;IC=1,11-2,44, respetivamente), estavam significativamente correlacionadas com sintomas clínicos graves de epistaxe. -O Consenso Multidisciplinar da Sociedade Britânica de Rinologia considera que o tratamento anticoagulante acarreta um maior risco de síndroma grave [72]. - Estudos examinaram a associação entre o uso de diferentes tipos de medicamentos anticoagulantes/antiplaquetários e o risco de epistaxe. Os medicamentos convencionais (e.gwarfarin; enoxaparina) foram significativamente associados a hemorragias nasais mais graves do que os anticoagulantes orais de nova geração (e.g. Apixaban Xarelto). [75, 76]. -Tunkel et al consideram que, embora os anticoagulantes aumentem a gravidade e a frequência da epistaxe, devem ser consideradas outras medidas preventivas e terapêuticas antes de descontinuar estes fármacos, exceto se a hemorragia for grave [77]. Neste contexto, sprays salinos nasais e emolientes nasais são recomendados como medidas preventivas de primeira linha, apesar da falta de evidência, uma vez que demonstraram melhorar significativamente a epistaxe com estes medicamentos hidratantes [78, 79].

Ao contrário de estudos anteriores :
Gavin et al. não concluíram que a utilização de medicamentos antitrombóticos fosse um fator de gravidade da epistaxe [80].

-Outro estudo verificou que a incidência de hemorragias nasais aumentou com a utilização crescente de anticoagulantes orais, mas que o número de doentes que necessitaram de hospitalização não aumentou [81].

-Num estudo realizado por André et al [66], verificaram que o uso de fármacos que alteram a hemostase não parece ser um fator significativo na gravidade da epistaxe, ao contrário do estudo de Soyka em que o uso de aspirina parece ser um fator de gravidade da epistaxe [50].

3-6- Outras co-morbilidades

Num estudo realizado por Chaaban et al, para além da hipertensão arterial, observou-se um aumento dos níveis de lípidos no sangue, nomeadamente LDL, arteriosclerose retiniana de grau III, hiperglicemia, insuficiência dos vasos sanguíneos arteriais e presença de aterosclerose. A doença cardíaca e a síndrome de apneia/hipopneia obstrutiva do sono são factores de gravidade da epistaxe [82]. Este facto pode ser explicado pela alteração do endotélio vascular pelos fenómenos de arteriosclerose responsáveis por um defeito de reparação vascular e epistaxis de arrastamento.

3-7- Outros

Vários outros factores responsáveis por formas graves de epistaxe têm sido referidos na literatura:

-Num estudo retrospetivo de 387 doentes com epistaxe, Gemechu [83] et al verificaram que o grupo sanguíneo O estava significativamente associado a uma forma grave de epistaxe O (AOR=3,96, 95% CI = 1,5 a 10,4). A possível razão para a elevada associação observada é o facto de o grupo sanguíneo O poder estar associado a uma menor expressão do fator de Von Willebrand, que desempenha um papel importante na coagulação, em comparação com os grupos sanguíneos não-O. Como resultado, o tempo de hemorragia é ligeiramente mais longo no grupo sanguíneo O [84].

Gemechu et al [83] também descobriram que os doentes que bebiam café diariamente (OR=2,75, 95% CI=1,0-7,4) e os doentes que tomavam frequentemente banho com água quente e fria (OR=4,55, 95% CI=1,1- 18,6) tinham um maior risco de epistaxe grave.

Uma das causas mais comuns de hemorragias nasais é a secura das passagens nasais, que pode ser causada pela cafeína. Isto pode dever-se ao facto de a cafeína secar o corpo ao remover a humidade das membranas mucosas das passagens nasais [85].

-Num estudo realizado em 2022, Andrew et al descobriram que o consumo de oxigénio reduziu significativamente o risco de intervenção para deixar de fumar. epistaxis (OR= 0,45, 95% CI=0,23-0,894; p = 0,028) [86]. Embora o oxigénio esteja geralmente associado à secura nasal quando não é humidificado, uma revisão sistemática e meta-análise de 2017 não mostrou qualquer diferença estatisticamente significativa na incidência de epistaxis em doentes que utilizam oxigenoterapia de baixo fluxo humidificada ou não humidificada [71]. Embora se saiba que algumas causas de epistaxe são muito comuns, por vezes com consequências relâmpago (devido a rutura aneurismática ou lesão vascular pós-operatória), não fazemos distinção entre epistaxe de origem local, geral ou essencial.

4- GESTÃO TERAPÊUTICA

4-1- Tratamento de primeira linha

4-1-1- Avaliação da gravidade e procedimentos de reanimação

Em todos os doentes que se apresentam no serviço de urgência com epistaxis, deve ser avaliada inicialmente a gravidade do estado clínico. Em casos imediatamente graves, devem ser iniciados procedimentos de reanimação [38,49-52, 87, 88]:

- Oxigenoterapia
- Colocar dois acessos venosos,
- Infusão de cristalóides,
- Retirar o doente com monitorização rigorosa do estado hemodinâmico e respiratório,
- Devem ser efectuadas análises biológicas para avaliar o grau de espoliação do sangue (hemoglobina), o estado da hemostase (TP, TTPA, plaquetas) e para preparar o doente para uma eventual transfusão de sangue (grupo sanguíneo Rhesus).
- A transfusão é rara, mas por vezes obrigatória. [89, 90, 91]: (acordo profissional): Sugere-se a transfusão em doentes com anemia aguda, após correção da hipovolémia, a partir de 7 g/dl e a partir de 10 g/dl em doentes com insuficiência coronária aguda.

Estes procedimentos de reanimação devem ser efectuados ao mesmo tempo que os primeiros passos para parar a hemorragia.

4-1-2- Hospitalização

Dependendo da gravidade da epistaxe e de quaisquer doenças associadas, pode ser considerada a hospitalização numa unidade de cuidados intensivos cirúrgicos ou ORL. Os critérios para hospitalização incluem [5, 92] :

- Doentes que necessitam de tamponamento posterior.
- Doentes com tamponamento ântero-posterior doenças graves, como doença das artérias coronárias, broncopneumonia crónica, apneia do sono, imunossupressão e anemia com hemoglobina inferior a 9 g/dL.

- Quando o acompanhamento regular na consulta não é possível (doentes que vivem longe do hospital).

A taxa de hospitalização de doentes do serviço de urgência por epistaxis varia na literatura entre 5% e 17% [66]. Nos seus estudos, Varshney et al verificaram que a duração média de hospitalização foi de 3,2 dias (entre 1 e 5 dias). Esse período foi maior para Chaiyasate et all: 6,2 ± 3,8 dias [28].

4-1-3- Os primeiros passos a dar

O tratamento da epistaxe no adulto varia consoante a presença ou não de hemorragia no momento da consulta médica. Na maioria dos casos (cerca de 80%), a epistaxe tem origem na parte anterior do nariz e pode ser tratada localmente [94] (acordo profissional):
- Limpeza das cavidades nasais: Isto envolve a remoção de coágulos sanguíneos que podem estar a manter a hemorragia, ajudando o coágulo a dissolver-se localmente. Isto pode ser feito assoando o nariz ou através de sucção.

- Compressão bi-digital prolongada: Utilizando o polegar e o indicador, a compressão deve ser mantida durante cerca de 10 minutos.

4-1-4- Hemostase local

Se as medidas iniciais falharem no controlo da epistaxe, recomenda-se a anestesia local combinada com vasoconstrição, a menos que haja contra-indicações, antes de considerar procedimentos diagnósticos ou terapêuticos em

casos de hemorragia prolongada [95, 96]. Esta anestesia pode ser conseguida utilizando mechas impregnadas com 5
e nafazolina (Xylocaine Naphazolinée®), deixados no local durante um máximo de 30 minutos. Esta combinação de anestesia local e vasoconstrição é muitas vezes suficiente para parar a hemorragia, facilitando o exame e os procedimentos subsequentes. As decisões sobre o tratamento da epistaxe dependem da quantidade de hemorragia, dos antecedentes do doente e da presença de perturbações da coagulação. A escolha do tipo de tamponamento a utilizar é influenciada pela disponibilidade de materiais, a quantidade de hemorragia e o estado geral de saúde do doente [97-98].

4-1-4-1-Dabbing

4-1-4-1-1- **Carimbagem anterior**

O tamponamento anterior comprime os três quartos anteriores da cavidade nasal. Para além da pressão mecânica, certos materiais podem ter um efeito hemostático [4]. Embora existam diferentes tipos de tamponamento, nenhum tamponamento anterior demonstrou ser superior. Certos critérios, como a eficácia, a facilidade de utilização, a adaptabilidade ao doente e o custo, devem ser tidos em consideração na escolha de um tamponamento [4]. Os produtos reabsorvíveis incluem mechas hemostáticas como o Surgicel®, esponjas sintéticas de poliuretano (Nasopore®) e colas hemostáticas [99]. Os hemostáticos de contacto, como o Surgicel® e o Surgicel Fibrillaire ®, compostos por celulose oxidada regenerada, estão presentes sob a forma de compressas de diferentes tamanhos. Aplica-se uma pequena quantidade de Surgicel® na zona sangrenta, numa ou duas camadas. Quando húmido, o Surgicel® adere à mucosa sem impedir a respiração, sendo depois absorvido e eliminado com o tempo [100]. As esponjas sintéticas de poliuretano (Nasopore®) demonstraram ser mais eficazes no pós-operatório do que as mechas não absorvíveis (Merocel®) [101]. Os adesivos hemostáticos podem ser utilizados como tratamento de primeira linha para a coagulopatia ou no final de procedimentos cirúrgicos [102]. Um destes adesivos, o Quixil ®, foi comparado por Vaiman et al [99] com o cautério elétrico e o cautério químico, sem que se tenha encontrado qualquer diferença em termos de controlo da hemorragia.

Os produtos não reabsorvíveis incluem mechas gordas de vaselina (Jelonet®), pensos poliméricos de vários comprimentos (Merocel®, Ultracel®, Netcell®) e mechas de alginato de cálcio (Algosteril®, Urgosorb®). Os tampões de polímero (Merocel®, Ultracel®, Netcell®) são amplamente utilizados devido à sua acessibilidade e eficácia, mas a inserção e a remoção podem ser desconfortáveis [103]. O alginato de cálcio (Algosteril ®) é menos traumático para remover e reduz o risco de recorrência da epistaxe, permitindo que o pavio seja removido mais cedo do que outros tipos de tamponamento [93]. Este agente hemostático, feito a partir de algas, é frequentemente utilizado em procedimentos neurocirúrgicos e dentários e até como penso [1]. Em caso de coagulopatia ou terapêutica anticoagulante ou antiplaquetária, a Sociedade Francesa de Otorrinolaringologia recomenda a utilização de pensos absorvíveis para evitar hemorragias aquando da remoção do pavio [102]. Normalmente, a duração de um tamponamento anterior com um material não absorvível é de 48 a 72 horas (SFORL, acordo profissional) [102]. Apesar da sua eficácia na paragem da hemorragia anterior, o risco de recorrência de epistaxis não é negligenciável quando o tamponamento é removido. Alguns autores verificaram que 52% dos pacientes com tamponamento prévio com mecha não absorvível apresentaram recidiva da epistaxe quando a mecha foi retirada [104]. Esta taxa pode chegar a 70% na presença de um distúrbio de hemostasia [105], e o sangramento pode ocorrer mesmo em áreas previamente não afetadas devido à sua natureza traumática [106].

4-1-4-1-2. Tamponamento posterior :

Em caso de hemorragia posterior ativa ou hemorragia persistente apesar de um bom tamponamento anterior, deve ser utilizado o tamponamento posterior associado ao tamponamento anterior [102]. Para isso, geralmente é utilizado um tamponamento com espuma polimérica de 10 cm, embora em epistaxes posteriores graves esse método possa ser insuficiente. Nestas situações, recomenda-se a utilização de balões para tamponamento posterior, sendo que os cateteres de balão duplo demonstraram eficácia em 70% dos casos. % dos casos [107] (nível 1 de evidência). Apesar da falta de aprovação para o uso de cateteres de Foley, a sua utilização continua a ser comum devido à sua eficácia, disponibilidade em departamentos de emergência e acessibilidade, apesar da existência de cateteres mais específicos e de mais fácil manuseamento. As vantagens destas sondas incluem a sua facilidade de utilização, mesmo por não profissionais de saúde, e uma inserção menos desconfortável para o doente. Em comparação com os cateteres de Foley, os cateteres de balão duplo apresentam menos complicações, como a ausência de necrose da mucosa nasal [108] (nível de evidência 4). O cateter de balão duplo é geralmente deixado no local durante 48 a 72 horas, com uma recomendação para esvaziar gradualmente os balões após 24 a 48 horas (acordo profissional).

4-1-4-1-3- Profilaxia antibiótica :

De acordo com as recomendações do SFORL, não é necessário administrar sistematicamente antibióticos quando se utiliza uma zaragatoa nasal

No entanto, a sua utilização é recomendada se o tampão permanecer no local durante mais de 48 horas com um material não absorvível, ou na presença de outras indicações que exijam profilaxia antibiótica, como valvulopatia ou imunodeficiência. Deve ser utilizada uma combinação de amoxicilina e ácido clavulânico durante o período de inserção do tampão e durante 5 dias após a remoção. Em casos de alergia à penicilina, recomenda-se a claritromicina (Grau

C) [100, 109].

4-1-4-1-4- **Complicações:**

A complicação mais frequentemente descrita da mecamação é a recorrência de hemorragia durante a remoção, particularmente em doentes com distúrbios de coagulação. Nestas situações, recomenda-se a utilização de dispositivos absorvíveis. A recorrência da hemorragia quando o tampão é retirado pode A epistaxe também pode ser causada pela remoção demasiado rápida de um tampão. As sensações de stress e dor associadas à remoção do tampão podem aumentar a tensão, favorecendo a recorrência da epistaxe. Por conseguinte, recomenda-se a preparação prévia da cavidade nasal com uma compressa não tecida impregnada de xilocaína nafazolada antes da micção, acompanhada da utilização de um analgésico e/ou sedativo ligeiro antes da micção e da remoção do tampão (acordo profissional). A compressão excessiva e a infeção podem levar à necrose da mucosa nasal. Esta necrose pode provocar aderências entre o septo e a parede lateral e, mais raramente, perfurações do septo. O sofrimento da mucosa deve-se frequentemente a uma compressão excessiva, especialmente com dispositivos de balão demasiado insuflados ou quando se utiliza água em vez de ar para insuflar as almofadas. O risco de lesão da mucosa aumenta com a utilização de tampões bilaterais e a sua repetição, favorecendo o desenvolvimento de aderências e perfurações septais. Para reduzir o risco de necrose, é aconselhável desinsuflar o balão de 6 em 6 dias. O cateter deve ser mantido no local durante um máximo de 72 horas, e recomenda-se que os balões sejam gradualmente esvaziados após 24 a 48 horas (acordo profissional).

Deve ser prestada especial atenção às áreas de contacto entre a sonda e a pele para evitar a formação de escaras nasais.

4-1-4-2. Cauterização: Existem vários métodos de cauterização:

- A cauterização química com bolas ou bastões de prata é considerada menos agressiva para a mucosa do que o uso de ácido crómico ou tricloroacético. De acordo com o consenso profissional, este método só deve ser utilizado na mancha vascular [94]. A aplicação do bastão envolve uma pressão firme sobre o local da hemorragia durante 5 a 10 segundos [94, 110].

- A cauterização eléctrica é realizada com um elétrodo simples ou bipolar, de acordo com as recomendações da convenção profissional [111]. Pode ser aplicada no ponto vascular ou numa área angiomatosa do corneto inferior sem necessidade de tamponamento [4].

- A possibilidade de perfuração septal após cauterização bilateral permanece controversa. Alguns profissionais realizam cauterização química bilateral sem observar perfuração [112] (nível de evidência 3).

No entanto, não foi estabelecido que a eletrocoagulação bilateral esteja isenta de risco de complicações, razão pela qual se recomenda cautela ao realizá-la ao mesmo tempo (acordo profissional). Vários autores defendem a cauterização de um local de hemorragia identificado como o tratamento ótimo da epistaxe em adultos, permitindo o controlo tanto da epistaxe anterior como da posterior [94, 110]. Um estudo realizado por Suprya et al [113] demonstrou que 100% dos pacientes com epistaxe anterior e 64% dos pacientes com epistaxe posterior foram tratados com sucesso com cautério (bipolar ou nitrato de prata). Noutro estudo, Soyka et al [114] verificaram que 84% das epistaxes foram interrompidas por cauterização; a taxa de insucesso foi maior com a cauterização química do que com a eléctrica (22% versus 12%). Alguns autores concluíram que o cautério elétrico é mais eficaz do que o cautério químico na fase aguda da hemorragia [110].

4-1-4-3- Outros tratamentos locais :

Na literatura médica, são descritas várias abordagens terapêuticas para o tratamento da epistaxe. Entre elas, recomenda-se a humidificação da cavidade nasal através da instilação nasal de água salina para evitar a formação de crostas [115]. A aplicação de óleos ou pomadas para proteger a mucosa e evitar a sua secagem também é sugerida. Na epistaxe ligeira e recorrente em crianças, a utilização de um creme antissético intranasal foi considerada como uma alternativa à cauterização com nitrato de prata [116]. Um ensaio clínico randomizado e controlado, simples-cego, comparou um creme anti-sético contendo 0,5% de neomicina e 0,1% de clorexidina (Naseptine) com um placebo em crianças com idades entre 1 e 16 anos. Os resultados mostraram uma redução de 26% no risco absoluto de epistaxis recorrente no mês seguinte ao tratamento [117].

- Além disso, a utilização de cremes anti-sépticos nasais, incluindo compostos como o cloridrato de oxitetraciclina e o sulfato de polimixina B, demonstrou uma eficácia semelhante à da cauterização isolada no tratamento da epistaxe recorrente [118, 119].

4-2- Tratamento de segunda linha: hemostase regional :

As opções de tratamento cirúrgico e a embolização são geralmente consideradas como uma segunda linha de tratamento para a epistaxe [102]. São consideradas quando o sangramento persiste apesar do tratamento inicial adequado, ou se a epistaxe recidiva após a remoção dos fios.

4-2-1- Embolização :

A primeira embolização foi efectuada por Sokoloff em 1974[120]. Antes de considerar a embolização para epistaxe, é fundamental a realização de angiografia diagnóstica. Este passo é crucial na orientação do tratamento,

identificando a causa e a localização da hemorragia. Permite também verificar o fluxo anterógrado das artérias oftálmicas, excluir qualquer oclusão da artéria carótida e avaliar quaisquer variantes anatómicas ou anastomoses de risco durante a embolização no território das artérias carótidas externas [27].
A embolização pode ter como alvo várias artérias, incluindo a artéria esfenopalatina, a artéria maxilar, a artéria carótida externa ou as artérias etmoidais. O sucesso técnico tem sido estimado entre 80 e 88% [121], com complicações ocorrendo em 8 a 13% dos casos. O aperfeiçoamento técnico, a especialização dos operadores e a evolução dos materiais e agentes de embolização explicam a melhoria dos resultados ao longo do tempo [122-125].

As complicações mais frequentemente descritas da embolização são a recidiva hemorrágica, nevralgia facial, perfuração septal, rinossinusite e otite média. Embora raras, estão descritas complicações mais graves, como acidentes vasculares cerebrais (AVC) ou oclusão da artéria central da retina, com percentagens que variam entre 0 e 2% consoante a série [126]. Numa grande série de Brinjikji et all [127], envolvendo 64.289 doentes, comparando a ligadura arterial e a embolização para epistaxis, o autor revelou uma taxa significativamente mais elevada de AVC após embolização comparativamente à ligadura arterial (0,9% [41 em 4440] vs 0,1%...).[34/64 289], p <0,0001).

4-2-2- Ligadura arterial :

A ligadura arterial, menos utilizada atualmente, pode ser necessária na ausência de equipamentos adequados ou de pessoal treinado para realizar a embolização. A ligadura pode envolver diferentes artérias, como a artéria esfenopalatina, a artéria maxilar, as artérias etmoidais anterior e posterior, ou mesmo a artéria carótida externa [128]. Para a ligadura da artéria esfenopalatina, após a localização da fontanela póstero-superior, faz-se uma incisão vertical na mucosa e no periósteo, aproximadamente 1 cm anterior à cauda do corneto médio. Um retalho de mucosa é então removido até o forame esfenopalatino, e a artéria e o periósteo são localizados. A ligadura é efectuada com clips ou coagulação bipolar. Esta técnica é indicada para epistaxes posteriores persistentes ou em casos de lesão cirúrgica desta artéria. A taxa de sucesso é de até 95% [129,130]. A ligadura da artéria maxilar é feita endoscopicamente, após a realização de uma ampla meatotomia, os dois terços medianos da presa posterior do seio maxilar são fresados. Nos casos de epistaxes altas recorrentes, as artérias etmoidais anterior e posterior podem ser ligadas. Uma incisão cutânea que se inicia na raiz da sobrancelha e se estende para lateronasal até ao periósteo permite aceder a estas artérias para as ligar. No entanto, este método apresenta um risco de lesão do nervo ótico [131]. Embora a literatura apresente resultados variáveis, a ligadura arterial está associada a complicações como crostas persistentes (até 33% em algumas séries), secura nasal e descarga posterior persistente [123], por vezes com parestesia do palato e cavidade nasal [132]. Numa comparação entre a embolização e a ligadura arterial, embora a embolização tenha sido considerada mais eficaz do que a ligadura arterial (94% vs 89%) [133], não houve diferença no risco de mortalidade ou cegueira entre os dois métodos. No entanto, a embolização foi significativamente mais cara.

4-3- Indicações terapêuticas

Foi desenvolvida uma abordagem de tratamento para a epistaxe baseada no modelo desenvolvido por Dufour e colegas [134] (nível de evidência 4):

❖ **Epistaxe benigna**: A hemorragia é pouco abundante, frequentemente unilateral e intermitente, sem repercussões gerais. A hemorragia é geralmente localizada ao nível do ponto vascular durante a rinoscopia anterior.

- Em caso de hemorragia anterior, deve ser sempre efectuada uma primeira compressão manual bidigital durante alguns minutos.

Tão ineficaz :

- Lambedura anterior com mechas hemostáticas.
- Eletrocoagulação endoscópica sob anestesia local se for visível uma lesão anterior.

Se não for bem sucedido :

- Tamponamento antero-posterior com sonda de balão duplo

Em caso de falha persistente :

- Consideração da epistaxe posterior como refractária, exigindo tratamentos endovasculares mais avançados:

- Coagulação ou embolização da artéria esfenopalatina.
- Se isto falhar, ligadura da artéria etmoidal anterior.

❖ **Epistaxe grave desde o início:** hemorragia abundante, frequentemente bilateral, com hemorragia anterior e posterior. Possivelmente grave em termos de abundância ou de recorrência, exigindo hospitalização:

Acções gerais :

- Tratamento de um eventual choque hemorrágico.
- Colocação de duas linhas venosas e infusão de macromoléculas.
- Transfusão de sangue compatível, se necessário.
- Repouso e administração de ansiolíticos para reduzir os surtos hipertensivos relacionados com o stress.

- Tratamento geral da hemostase: Dicynone (3 amp. IM/d).

Acções locais :

- Tamponamento anterior inicial.
- Acompanhamento do regime de tratamento para formas menos graves, se necessário (Figura 1).

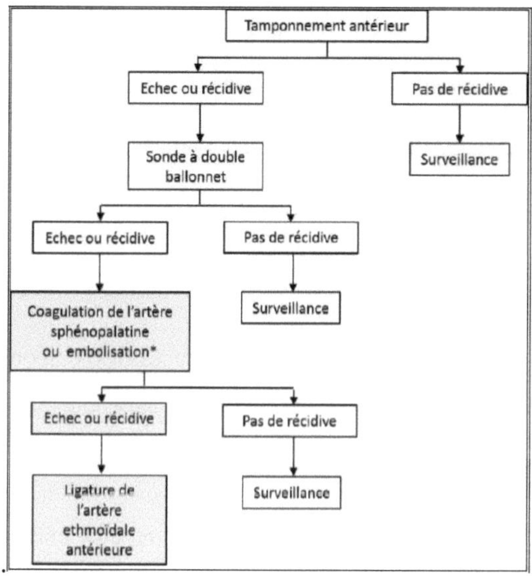

Figura 1: Algoritmo de tratamento da epistaxe desenvolvido por Dufour et all [134].

4-4- Formulário especial: Doente em tratamento com anticoagulante (AC) ou antiagregante plaquetário (AAP)

Em doentes sob terapêutica anticoagulante (AC) ou antiplaquetária (AAP), o tratamento da epistaxe requer uma abordagem adaptada:

❖ **Para doentes a tomar anticoagulantes:**

- Em primeiro lugar, é preferível a utilização de dispositivos reabsorvíveis, tais como Surgicel® ou Nasopore®.

- Em caso de persistência, pode ser considerado o tamponamento com dispositivos não absorvíveis (Merocel® ou Algosteril®) ou com uma mecha oleosa.

- Se a hemorragia persistir, especialmente se a epistaxe tiver um componente posterior, pode ser considerada a colocação delicada de um cateter de balão duplo.

- As formas graves de epistaxis requerem hospitalização.

- A continuação do tratamento com AC ou PAA depende da eficácia do tamponamento e do risco de trombose, desde que não haja sobredosagem.

- No caso de epistaxes graves ou recorrentes, é necessário o aconselhamento de um especialista (hematologista e/ou cardiologista) para adaptar o tratamento.

❖ **Para os doentes em PAA:**

- O regresso à hemostase depende do tipo de antiagregante plaquetário utilizado, podendo por vezes demorar até 10 dias.

- A descontinuação do PAA pode ser considerada em caso de epistaxe recorrente, tendo em conta o risco de trombose.

- No caso do tratamento com aspirina, a eficácia nem o risco de hemorragia são dependentes da dose entre 75 e 300 mg/dia. [135]

- Em caso de terapia dupla (aspirina + clopidogrel), pode ser considerada uma pausa temporária no clopidogrel, com o aconselhamento de um cardiologista para avaliar os riscos e benefícios.

- As mesmas considerações aplicam-se aos novos inibidores P2Y12, Efient® (prasugrel) e Brilique® (ticagrelor), que estão associados a um risco acrescido de epistaxis.

- Em caso de hemorragia não controlada, é recomendada a transfusão de plaquetas, que requer quantidades variáveis consoante o fármaco: 5 unidades para os doentes que tomam aspirina, contra pelo menos 10 unidades para o clopidogrel ou o prasugrel. No caso do ticagrelor, mesmo uma transfusão maciça de glóbulos vermelhos com plaquetas não demonstrou ser eficaz [136] (nível 4 de evidência).

❖ **Para doentes a tomar AVK :**

- Qualquer epistaxe num doente a tomar AVK requer uma monitorização cuidadosa do INR.

- O retorno à coagulação com a interrupção dos AVK varia de 2 a 5 dias sem tomar vitamina K.

- Em situações de emergência, o concentrado de complexo protrombínico (PCC ou PPSB) restabelece rapidamente o efeito anticoagulante numa dose de 25 unidades/kg.

- A dose de vitamina K depende do grau de sobredosagem e do estado do fígado, permitindo acelerar a síntese dos factores de coagulação em 8 horas.

- O tratamento é determinado pela monitorização biológica regular, em conformidade com as recomendações do HAS para casos hemorrágicos graves, cujos critérios estão em conformidade com os da epistaxe grave. Esta informação é apresentada nas Figuras 2 e 3.

INR mesuré	Mesures correctrices recommandées en fonction de l'INR mesuré et de l'INR cible	
	INR cible 2,5 (fenêtre entre 2 et 3)	INR cible ≥ 3 (fenêtre 2,5 - 3,5 ou 3 -4,5)
INR < 4	• Pas de saut de prise • Pas d'apport de vitamine K	
4 ≤ INR < 6	• Saut d'une prise • Pas d'apport de vitamine K	• Pas de saut de prise • Pas d'apport de vitamine K
6 ≤ INR < 10	• Arrêt du traitement • 1 à 2 mg de vitamine K par voie orale (1/2 à 1 ampoule buvable forme pédiatrique) (grade A)	• Saut d'une prise • Un avis spécialisé est recommandé (ex. cardiologue en cas de prothèse valvulaire mécanique) pour discuter un traitement éventuel par 1 à 2 mg de vitamine K par voie orale (1/2 à 1 ampoule buvable forme pédiatrique)
INR ≥ 10	• Arrêt du traitement • 5 mg de vitamine K par voie orale (1/2 ampoule buvable forme adulte) (grade A)	• Un avis spécialisé sans délai ou une hospitalisation est recommandé

Figura 2: Correção do INR num doente a tomar AVK [137].

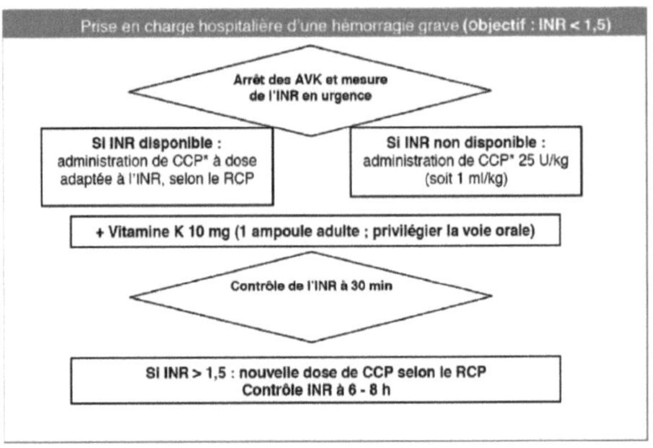

Figura 3: Correção do INR num doente a tomar AVK com hemorragia grave [137] (acordo profissional)

A interrupção da anticoagulação com AVK é possível sem revezamento em pacientes com baixo risco de trombose e que foram tratados com material não absorvível que pode ser removido após 48 a 72 horas com o menor risco. recorrência de epistaxe. A janela terapêutica sem AVK será, por conseguinte, reduzida para 48 a 72 horas. Nos doentes com elevado risco de trombose que tiveram de interromper a administração de AVK, deve ser iniciada uma nova administração de HBPM assim que a hemorragia estiver sob controlo. A dose de reintrodução dos AVK depende do facto de a epistaxe ter ocorrido dentro do intervalo terapêutico INR ou no contexto de uma sobredosagem. Os AVK devem ser reintroduzidos no hospital, sob controlo clínico e biológico [137] (acordo profissional).

❖ **Doentes a tomar anticoagulantes orais**

Gestão de anticoagulantes orais diretos (AAD) em caso de hemorragia grave ou cirurgia de emergência: Para doentes com baixo risco tromboembólico: Os AAD podem ser descontinuados após aconselhamento cardiológico especializado, sem repetição do tratamento. A normalização da coagulação deve ser atingida num prazo de 24 a 72 horas, tendo em conta o tipo de DDA, a sua dose e a função renal do doente. Para os doentes com risco tromboembólico elevado: a interrupção dos DDA deve ser seguida de heparina [138] (consenso profissional). Em caso de hemorragia grave ou de cirurgia urgente, apenas os doentes que tomam Pradaxa® (dabigatrano) podem dispor de um antídoto (Praxbind®) na dose de 5 mg por via intravenosa durante 5 a 10 minutos. As moléculas anti-Xa (Xarelto®, Eliquis®, Lixiana®) não dispõem atualmente de antídoto [139].

5- EVOLUÇÃO: FACTORES DE RISCO PARA A RECORRÊNCIA DE EPISTAXES

5-1-Idade

Para além do risco de gravidade, vários autores identificaram a idade avançada como um fator de recorrência da epistaxe: Numa série de 4120 doentes, Chaaban et al revelaram, por análise multivariada, que a idade > 75 anos era um preditor independente de readmissão por epistaxe [82]. Noutro estudo, Addisson et al [140] verificaram que o aumento da idade > 70 anos era um fator de recorrência da epistaxe (p=0,042; OR=1,71, IC=1,02- 2,85).

5-2- Género

Para além do risco de gravidade, o sexo masculino tem sido identificado por vários autores como um fator de recorrência da epistaxe:-Kallenbach et al verificaram que o sexo masculino era um preditor independente de readmissão subsequente devido a epistaxe recorrente (OR = 1,756; IC = 1,155-2,668) [141]. - Para Khan et al, a taxa de recorrência foi de 13,9%, mais elevada nos homens [142]. -Noutro estudo, Chaaban et al revelaram, através de análise multivariada, que o género masculino era um preditor independente de readmissão [82].

5-3- HTA

O risco de recorrência de epistaxes devido à hipertensão arterial tem sido estudado por vários autores: Abrich et al realizaram um estudo de coorte retrospetivo de mais de 50 potenciais factores de risco para epistaxis recorrente espontânea e mostraram que a hipertensão pode aumentar o risco de recorrência da epistaxis ao induzir alterações arterioscleróticas nos vasos nasais [143]. Num outro estudo, Jackson et al examinaram os factores associados à epistaxe ativa e refractária. Mostraram que a hipertensão arterial era um fator frequente na recorrência da epistaxe [144]. Pelo contrário, outros estudos descobriram que não havia diferença significativa na recorrência entre pacientes hipertensos e não hipertensos [74].

5-4- anticoagulantes

O tratamento anti-trombótico tem demonstrado causar hemorragias recorrentes e mais intensas e um aumento na incidência de transfusões de sangue [72]. Para além disso, numerosos estudos demonstraram que a utilização de anticoagulantes resulta em hospitalizações mais longas devido à recorrência da epistaxe [72, 142]. Também neste contexto, Kallenbach et al descobriram que a toma de anticoagulantes orais era um preditor independente de readmissão subsequente devido a epistaxe recorrente (OR = 1,731; IC = 1,046-2,865). [141]. Da mesma forma, Adisson et al [140] verificaram que a toma de anticoagulantes orais era um fator de recorrência de epistaxe ($p<0{,}0001$, OR=4,94, IC=3,06-9,16) independente de outros factores.Num estudo com 444 doentes, Stanković et al verificaram que os doentes que tomavam ácido acetil salicílico tinham recorrências mais frequentes do que a população em geral (1,83 ± 0,47 vs 1,2 ± 0,3; p = 0,002) [145].

Jackson et al também demonstraram que a associação de hipertensão arterial e a ingestão de aspirina eram factores na epistaxe ativa e refractária. [144]. Em contraste com estes estudos, Goljo et al [146] e Sauter et al [147] verificaram que o uso de anticoagulantes estava associado a um menor tempo de hospitalização por epistaxe.

5-5- Outras co-morbilidades

Numerosos estudos não encontraram correlação entre epistaxe recorrente e comorbidade cardiovascular [105, 148]. No entanto, Abrich et al descobriram que a diabetes mellitus em associação com a hipertensão arterial são factores de recorrência da epistaxe devido à alteração do endotélio vascular [143]. Usando análise multivariada, Chaaban et al revelaram que o diabetes é um preditor independente de readmissão por epistaxe [82].

5-6- Local da hemorragia e natureza do tratamento

Em um estudo de 2014, Ando et al descobriram que os fatores para a recorrência da epistaxe eram pontos de sangramento não identificados, a estratégia de tratamento usada durante o episódio de sangramento inicial e o sangramento nasal posterior [105]. Da mesma forma, So Jeong et al descobriram que a epistaxe posterior e o tamponamento anterior isolado eram factores de recorrência da epistaxe [148].

No mesmo contexto, Adisson et al [140] verificaram que a não identificação do local da hemorragia (p=0,008; OR=4,84, IC=2,91-8,92) e o tamponamento posterior (p<0,0001; OR=5,23, IC=3,52-10,97) foram factores de recorrência da epistaxe.

Num estudo de Yuji et al [149], um local de hemorragia não identificado foi preditivo de um risco acrescido de epistaxe recorrente (OR=5,67, 95% CI= 1,83-17,55, p=0,003) e a electrocauterização foi preditiva de uma diminuição do risco de epistaxe recorrente (OR= 0,07, 95% CI= 0,03-0,17, p= 0,0001). A taxa de epistaxes recorrentes foi significativamente menor nos doentes submetidos a electrocauterização como tratamento inicial em comparação com os que não o fizeram (6,4% versus 40,7%, p<0,01), e foi significativamente maior nos que foram submetidos a tamponamento em comparação com os que não o fizeram (39,5% versus 15,9%, p<0,01). Noutro estudo, Shargorodsky et al verificaram que o tratamento com cauterização eléctrica ou química aumentou a taxa de sucesso e reduziu o risco de hemorragia recorrente [150].

5-7- Outros

-Kallenbach et al descobriram que a telangiectasia hemorrágica hereditária era um preditor independente de readmissão subsequente devido a epistaxis recorrente (OR = 13,216; 95% CI=5-34) [141]. - Chaaban et al. revelaram, através de uma análise multivariada, que a síndrome de apneia obstrutiva do sono era um fator de previsão independente de readmissão por epistaxe. [82].

-Com base numa análise multivariada numa série de casos de 653 pacientes, Cohen et al [93] descobriram que os pacientes tratados com cirurgia nasal e com anemia tinham um risco independente de readmissão precoce por epistaxe.

-Jackson et al examinaram os factores associados à epistaxe ativa e refractária. Mostraram que o abuso de álcool e que o desvio do septo, o esporão e a anormalidade da mucosa eram factores anatómicos na ocorrência de tal hemorragia da cavidade nasal [144].

6- LIMITES DO ESTUDO

Embora este estudo tenha permitido evidenciar os factores de gravidade e recorrência da epistaxe, apresenta algumas lacunas: A população estudada é pequena quando comparada com as observadas na literatura, o que afectará o poder dos resultados encontrados. É de salientar um erro de amostragem, uma vez que excluímos os casos de epistaxe comum e os doentes que não foram hospitalizados, o que reduziu o número de formas não graves de epistaxe (que representaram apenas 80% do total de casos). casos de epistaxe), tornando a comparação entre dois grupos pouco representativa. Neste caso, o número de recorrências de epistaxis é subestimado. A epistaxe é uma das urgências mais frequentes em otorrinolaringologia (ORL). É geralmente trivial, mas pode ser grave e ameaçadora da vida. Esta gravidade pode dever-se à sua abundância ou repetição. Vários factores podem influenciar a gravidade da epistaxe, incluindo o estado do doente, a etiologia e a natureza do tratamento. O clínico tem um papel importante a desempenhar na identificação de "formas perigosas de epistaxis inicial ou secundária e no início de um tratamento precoce, abrangente e eficaz, de modo a melhorar o prognóstico.

REFERÊNCIAS

1. Walker TW, Macfarlane TV, McGarry GW. The epidemiology and chronobiology of epistaxis: an investigation of Scottish hospital admissions 1995-2004. Clin Otolaryngol 2007; 32:361-365.

2. Timsit CA, Bouchène K, Olfatpour B, Tsigaridis P, Herman P, Tran Ba Huy P. Epidemiologia e achados clínicos em 20.563 pacientes atendidos na Clínica de Emergência para Adultos do Hospital Lariboisière. Ann Otolaryngol Chir Cervicofac 2001; 118:215-24.

3. Hadar A, Shaul Ch, Ghantous J, Tarnovsky Y, Cohen A, Zini A. Factores de risco para uma evolução clínica grave em doentes com epistaxe. Ear, Nose & Throat Journal 2023 :1-6.

4. Epistaxe 2015 Relatório da Sociedade Francesa de Otorrinolaringologia. 2015.

5. Pollice PA, Yoder MG. Epistaxis: uma revisão retrospetiva de pacientes hospitalizados. Otolaryngol Head Neck Surg 1997; 117:49-53.

6. Ari K, Collins R. Gestão ambulatória de epistaxis durante a COVID-19 para reduzir o internamento: Um Projeto de Melhoria da Qualidade. Cureus. Out 2022;14(10):e30858.

7. Parajuli R. Evaluation of Etiology and Treatment Methods for Epistaxis: A Review at a Tertiary Care Hospital in Central Nepal. Int J Otolaryngol. 2015;2015:283854.

8. Li HY, Luo T, Li L, Liu Y, Zhai X, Wang XD. Etiologia e caraterísticas clínicas da epistaxe primária. Ann Transl Med. 31 Jan 2023;11(2):96.

9. Ahn EJ, Min HJ. Associações específicas da idade entre factores ambientais e epistaxis. Front Public Health. 2022;10:966461.

10. ElAlfy MS, Tantawy AAG, Eldin BEMB, Mekawy MA, Mohammad YA elAziz, Ebeid FSE. Epistaxe num Ambulatório de Pediatria: Poderá ser um sinal de alarme? Int Arch Otorhinolaryngol. 3 de junho de 2021;26(2):e183 90.

11. Althaus AE, Lüske J, Arendt U, Dörks M, Freitag MH, Hoffmann F, et al. Treating epistaxis - who cares for a bleeding nose? Uma análise de dados secundários dos cuidados primários e secundários. BMC Fam Pract. 15 Abr 2021;22(1):75.

12. Purkey MR, Seeskin Z, Chandra R. Variação sazonal e factores de previsão da epistaxe. The Laryngoscope. Sep 2014;124(9):2028 33.

13. Tabassom A, Dahlstrom JJ. Epistaxis. In: StatPearls [Internet]. Treasure Island (FL): StatPearls Publishing; 2023 [citado em 3 de outubro de 2023]. Disponível em: http://www.ncbi.nlm.nih.gov/books/NBK435997/

14. Kemal O, Sen E. O clima afecta realmente a epistaxe? B-ENT. 2014;10(3):199 202.

15. Myszkowska D, Bazgier M, Brońska S, Nowak K, Ożga J, Woźniak A, et al. Citologia nasal de raspagem no diagnóstico de rinite e comorbidades. Sci Rep. 25 de agosto de 2022; 12 (1): 14492.

16. Ruggiero R, Motta G, Massaro G, Rafaniello C, Della Corte A, De Angelis A, et al. Pharmacological, Technological, and Digital Innovative Aspects in Rhinology. Front Allergy. 15 Dez 2021;2:732909.

17. Cingoz F, Oz BS, Arslan G, Guler A, Sahin MA, Gunay C, et al. A doença pulmonar obstrutiva crónica é um fator de risco para epistaxe após cirurgia de revascularização do miocárdio? Cardiovasc J Afr. 2014;25(6):279 81.

18. Douglas CM, Tikka T, Broadbent B, Calder N, Montgomery J. Patterns of hospital admission in 54 501 patients with epistaxis over a 20-year period in Scotland, UK. Clin Otolaryngol Off J ENT-UK Off J Neth Soc Oto-Rhino-

Laryngol Cervico-Facial Surg. dec 2018;43(6):1465 70.

19. Bermüller C, Bender M, Brögger C, Petereit F, Schulz M. [Epistaxis and anticoagulation - a medical and economic challenge?] Laryngorhinootologie. Apr 2014;93(4):249 55.

20. Langsted A, Nordestgaard BG. O tabagismo está associado a um risco acrescido de hemorragia grave: Um estudo de coorte prospetivo. Thromb Haemost. Jan 2019;119(1):39 47.

21. Harrison-Woolrych M, Härmark L, Tan M, Maggo S, van Grootheest K. Epistaxis e outros acontecimentos hemorrágicos associados ao medicamento para deixar de fumar vareniclina: uma série de casos de dois centros nacionais de farmacovigilância. Eur J Clin Pharmacol. Jul 2012;68(7):1065 72.

22. Soyka MB, Schrepfer T, Holzmann D. Blood markers of alcohol use in epistaxis patients. Eur Arch Oto-Rhino-Laryngol Off J Eur Fed Oto-Rhino-Laryngol Soc EUFOS Affil Ger Soc Oto-Rhino-Laryngol - Head Neck Surg. agosto de 2012;269(8):1917 22.

23. McGarry GW, Gatehouse S, Hinnie J. Relação entre álcool e hemorragias nasais. BMJ. 10 Sep 1994;309(6955):640.

24. McGarry GW, Gatehouse S, Vernham G. Idiopathic epistaxis, haemostasis and alcohol. Clin Otolaryngol Allied Sci. abril de 1995;20(2):174 7.

25. Gilyoma JM, Chalya PL. Etiological profile and treatment outcome of epistaxis at a tertiary care hospital in Northwestern Tanzania: a prospective review of 104 cases. BMC Ear Nose Throat Disord. 5 Dec 2011;11(1):8.

26. Varshney S, Saxena RK. Epistaxis: Um estudo clínico retrospetivo. Indian J Otolaryngol Head Neck Surg Off Publ Assoc Otolaryngol India. 2005;57(2):125 9.

27. Krajina A, Chrobok V. Diagnóstico radiológico e tratamento da epistaxe.

Cardiovasc Intervent Radiol. Fev 2014;37(1):26 36.

28. Chaiyasate S, Roongrotwattanasiri K, Fooanan S, Sumitsawan Y. Epistaxis in Chiang Mai University Hospital. J Med Assoc Thai. 2005;88(9):1282 6.

29. Hern JD, Coley SC, Hollis LJ, Jayaraj SM. Epistaxe maciça tardia devido a pseudoaneurisma traumático da artéria carótida intracavernosa. J Laryngol Otol. abril de 1998;112(4):396 8.

30. Karkanevatos A, Karkos PD, Karagama YG, Foy P. Epistaxe recorrente maciça devido a aneurismas não traumáticos da artéria carótida intracavernosa bilateral. Eur Arch Otorhinolaryngol. 9 Jul 2005;262(7):546 9.

31. Béquignon E, Teissier N, Gauthier A, Brugel L, De Kermadec H, Coste A, et al. Emergency Department care of childhood epistaxis. Emerg Med J EMJ. agosto de 2017;34(8):543 8.

32. Jégoux F, Métreau A, Louvel G, Bedfert C. Paranasal sinus cancer. Eur Ann Otorhinolaryngol Head Neck Dis. Dez 2013;130(6):327 35.

33. Shovlin CL. Supermodelos e doença: percepções dos ratinhos HHT. J Clin Invest [Internet]. 15 Nov 1999 [citado 30 Nov 2017];104(10):1335 6. Disponível em: http://www.jci.org/articles/view/8730

34. Vi CHUM. Epistaxis em situações de emergência: 140 casos Imagens de feixe cónico: Aplicações otorrinolaringológicas Controlo da epistaxe: relato de um caso. Epistaxis em pacientes com doença de Rendu Osler por pulverização nasal de bevacizumab Sternberg canal . 2011;28.

35. Lund VJ, Stammberger H, Nicolai P, Castelnuovo P, Beal T, Beham A, et al. Documento de posição europeu sobre a gestão endoscópica de tumores do nariz, seios paranasais e base do crânio. Rhinol Suppl. 2010;22:1 143.

36. Chandler JR, Goulding R, Moskowitz L, Quencer RM. Nasopharyngeal angiofibromas: staging and management. Ann Otol Rhinol Laryngol. 29 de julho

de 1984;93(4 Pt 1):322 9.

37. Sarhan NA, Algamal AM. Relação entre epistaxe e hipertensão: Uma causa e efeito ou coincidência? J Saudi Heart Assoc. Abr 2015;27(2):79 84.

38. Min HJ, Kang H, Choi GJ, Kim KS. Association between Hypertension and Epistaxis: Revisão Sistemática e Meta-análise. Otolaryngol Neck Surg. 1 de dezembro de 2017;157(6):921 7.

39. Zampaglione B, Pascale C, Marchisio M, Cavallo-Perin P. Hypertensive Urgencies and Emergencies. Hypertension. Jan 1996;27(1):144 7.

40. B, Yavuz B, Yildiz E, Ozkan S, Ayturk M, Sen O, et al. Uma possível causa de epistaxe: Aumento da prevalência de hipertensão mascarada em pacientes com epistaxe. Braz J Otorhinolaryngol. 2015;(xx):1 5.

41. Terakura M, Fujisaki R, Suda T, Sagawa T, Sakamoto T. Relationship between blood pressure and persistent epistaxis at the emergency department: a retrospective study. J Am Soc Hypertens JASH. Jul 2012;6(4):291 5.

42. Kikidis D, Tsioufis K, Papanikolaou V, Zerva K, Hantzakos A. A epistaxe está associada à hipertensão arterial? Uma revisão sistemática da literatura. Eur Arch Oto-Rhino-Laryngol Off J Eur Fed Oto-Rhino-Laryngol Soc EUFOS Affil Ger Soc Oto-Rhino-Laryngol - Head Neck Surg. Feb 2014;271(2):237 43.

43. Bereda G. Urgência Hipertensiva e Epistaxe Anterior Causadas por Incumprimento da Medicação Anti-hipertensiva: Um Relato de Caso. Acesso Aberto Emerg Med OAEM. 3 fev 2023;15:47 51.

44. Recht M, Chitlur M, Lam D, Sarnaik S, Rajpurkar M, Cooper DL, et al. Epistaxis as a Common Presenting Symptom of Glanzmann's Thrombasthenia, a Rare Qualitative Platelet Disorder: Exemplos de casos ilustrativos. Caso Rep Emerg Med. 2017;2017:8796425.

45. Byun H, Chung JH, Lee SH, Ryu J, Kim C, Shin JH. Associação da

hipertensão com o risco e a gravidade da epistaxe. JAMA Otolaryngol - Head Neck Surg. Jan 2021;147(1):1 7.

46. Bibbins-Domingo K, U.S. Preventive Services Task . Aspirin Use for the Primary Prevention of Cardiovascular Disease and Colorectal Cancer (Utilização de Aspirina na Prevenção Primária de Doenças Cardiovasculares e Cancro Colorrectal):
Declaração de Recomendação da Força-Tarefa de Serviços Preventivos dos EUA. Ann Intern Med. 21 de junho de 2016;164(12):836 45.

47. Shehab N, Sperling LS, Kegler SR, Budnitz DS. National Estimates of Emergency Department Visits for Hemorrhage-Related Adverse Events From Clopidogrel Plus Aspirin and From Warfarin. Arch Intern Med. 22 Nov 2010;170(21):1926 33.

48. Rainsbury JW, Molony NC. Clopidogrel versus aspirina de baixa dose como factores de risco para epistaxis. Clin Otolaryngol Off J ENT-UK Off J Neth Soc Oto- Rhino-Laryngol Cervico-Facial Surg. junho de 2009;34(3):232 5.

49. Watson MG, Shenoi PM. Epistaxe induzida por medicamentos? J R Soc Med. março de 1990;83(3):162 4.

50. Soyka MB, Holzmann D, Probst R. New developments in epistaxis (Novos desenvolvimentos na epistaxe). 2013;290 2

51. Andorfer KEC, Seebauer CT, Dienemann C, Marcrum SC, Fischer R, Bohr C, et al. HHT-Related Epistaxis and Pregnancy-A Retrospective Survey and Recommendations for Management from an Otorhinolaryngology Perspective. J Clin Med. 13 Apr 2022;11(8):2178.

52. Macri A, Wilson AM, Shafaat O, Sharma S. Doença de Osler-Weber-Rendu. In: StatPearls [Internet]. Treasure Island (FL): StatPearls Publishing; 2023 [cited 3 Oct 2023]. Disponível em: http://www.ncbi.nlm.nih.gov/books/NBK482361/

53. Ramanandafy H, Andriamahenina FPP, Tiaray MH, Nandimbiniaina AM, Razafindrasoa AZ, Razafimpihanina S, et al. Malformação arteriovenosa pulmonar revelando doença de Osler-Weber-Rendu: Um relato de caso. Clin Case Rep. 17 Jan 2022;10(1):e05294.

54. Mahfoudhi M, Khamassi K. Doença de Rendu-Osler: um diagnóstico que não deve ser ignorado. Pan Afr Med J. 17 de setembro de 2015;22:40.

55. Litsou E, Basiari L, Tsirves G, Psychogios GV. Telangiectasia hemorrágica hereditária com múltiplas manifestações no ouvido, nariz e garganta (ORL): Relato de um caso. Cureus. 15(7):e42706.

56. Chin CJ, Rotenberg BW, Witterick IJ. Epistaxis in hereditary hemorrhagic telangiectasia: an evidence based review of surgical management. J Otolaryngol - Head Neck Surg. 12 Jan 2016;45:3.

57. Tunkel DE, Anne S, Payne SC, Ishman SL, Rosenfeld RM, Abramson PJ, et al. Diretriz de Prática Clínica: Hemorragia nasal (Epistaxe). Otorrinolaringologia - Cirurgia de Cabeça e Pescoço Off J Am Acad Otorrinolaringologia - Cirurgia de Cabeça e Pescoço. Jan 2020;162(1_suppl):S1 38.

58. Diamantopoulos II, Jones NS. A investigação de perfurações e úlceras do septo nasal. J Laryngol Otol. julho de 2001;115(7):541 4.

59. Cardenas-Garcia J, Farmakiotis D, Baldovino B-P, Kim P. Granulomatose de Wegener numa mulher de meia-idade com dispneia, erupção cutânea, hemoptise e queixas oculares recorrentes: relato de um caso. J Med Case Reports. 3 Oct 2012;6:335.

60. Kirsten A-M, Watz H, Kirsten D. Sarcoidose com envolvimento dos seios paranasais - uma análise retrospetiva de 12 casos comprovados por biópsia. BMC Pulm Med. 26 Dez 2013;13(1):59.

61. Anatomique R. Tratamento da epistaxe. 2010;

62. Reyre A, Michel J, Santini L, Dessi P, Vidal V, Bartoli J-M, et al. Epistaxis: O papel da embolização arterial. Diagn Interv Imaging [Internet]. 1 Jul 2015 [citado 30 Jun 2018];96(7 8):757 73. Disponível em: https:// www.sciencedirect.com/science/article/pii/S2211568415002132?vi a%3Dihub.

63. Biet A, Liabeuf S, Strunski V, Fournier A. Epistaxe espontânea grave e hipertensão em pacientes hospitalizados. Eur Arch Otorhinolaryngol 2011; 268:1749-53.

64. Page C, Biet A, Liabeuf S, Strunski V, Fournier A. Epis-taxis espontânea grave e hipertensão em pacientes hospitalizados. Eur Arch Otorhinolaryngol 2011;268:1749-53.

65. Klossek JM, Dufour X, de Montreuil CB, et al. Epistaxis and its management: an observational pilot study carried out in 23 hospital centres in France. Rhinology 2006;44:151-5.

66. André N, Klopp-Dutote N , Biet-Hornstein A, Strunski V ,Page C. Risco cardiovascular e factores de gravidade em doentes admitidos no hospital por epistaxe espontânea. Anais Europeus de Otorrinolaringologia, Doenças da Cabeça e Pescoço 2018; 135: 119-122.

67. Riou B., Vivien B., Langeron O. Choc hémorragique traumatique. Les Essentiels 2005, p. 457-474.

68. Shakeel M, Trinidade A, Iddamalgoda T, Supriya M, Ah-See KW. O rastreio de coagulação de rotina não tem qualquer papel na gestão da epistaxe: reiterando o ponto. Eur Arch Otorhinolaryngol 2010 Oct;267(10):1641-4.

69. Daniell HW. Prevenção da epistaxe recorrente com estrogénios. Arch Otolaryngol Head Neck Surg 1995;121:354.

70. Fletcher LM. Epistaxis. Surgery (Oxford). 2009;27(12):512-517.

71. Min HJ, Kang H, Choi GJ, Kim KS. Association between Hypertension and Epistaxis: Revisão Sistemática e Meta-análise. Otolaryngol Head Neck Surg 2017;157(6):921-927.

72. INTEGRATE (Rede Nacional de Investigação para Estagiários de ORL). Recomendações de consenso multidisciplinar da British Rhinological Society sobre a gestão hospitalar da epistaxe. J Laryngol Otol 2017;131:1142-1156.

73. Sethi RKV, Kozin ED, Abt NB, Bergmark R, Gray ST. Disparidades de tratamento na gestão da epistaxe nos departamentos de emergência dos Estados Unidos. Laryngoscope 2017;128(2):356-362.

74. Hayoung B, Jae Ho Ch, Seung H, Jiin R, Changsun K, Jeong-Hun Sh. Associação da Hipertensão com o Risco e Gravidade da Epistaxe. JAMA Otolaryngol Head Neck Surg 2021;147(1):34-40.

75. Yaniv D, Zavdy O, Sapir E, Levi L, Soudry E. O Impacto dos Anticoagulantes Tradicionais, Novos Anticoagulantes e Antiplaquetas na Epistaxe. Laryngoscope 2021;131(9):1946-1951.

76. Buchberger AMS, Baumann A, Johnson F, et al. O papel dos anticoagulantes orais na epistaxe. Eur Arch Otorhinolaryngol 2018; 275(8): 2035-
2043.

77. Tunkel DE, Anne S, Payne SC, et al. Diretriz de Prática Clínica: Hemorragia nasal (Epistaxe). Otolaryngol Head Neck Surg. 2020;162(1_suppl):S1- S38.

78. Loughran S, Spinou E, Clement WA, Cathcart R, Kubba H, Geddes NK. A prospective, single-blind, randomized controlled trial of petroleum jelly/Vaseline for recurrent paediatric epistaxis. Clin Otolaryngol Allied Sci 2004;29(3):266-269.

79. Wen Z, Wang W, Zhang H, Wu C, Ding J, Shen M. A oxigenoterapia de

baixo fluxo humidificada é melhor do que a não-humidificada? Uma revisão sistemática e meta-análise. J Adv Nurs 2017;73(11):2522-2533.

80. Gavin D, Kwee YG, Puneet T, Sangeeta M, Bhaskar R, Raghav CD. Antitrombóticos e o seu impacto na gestão da epistaxe em doentes internados: uma experiência de um centro terciário . Irish Journal of Medical Science 2022; 191:1621-1629.

81. Althaus AE, Arendt U, Hoffmann F, et al. Epistaxe e terapia anticoagulante: uma análise baseada em dados de seguro de saúde da Baixa Saxônia. HNO 2021;69:206-12. Erratum em: HNO 2021;69:98.

82. Chaaban MR, Zhang D, Resto V, et al. Factores que influenciam as visitas recorrentes ao serviço de urgência por epistaxe nos idosos. Auris Nasus Larynx 2018;45:760-4.

83. Gemechu A, Gelila B, Hayat M, Abebayehu Ch, Melese M, Mohammed H et al. Epistaxis and Its Associated Factors Among Precollege Students in Southern Ethiopia [Epistaxe e seus factores associados entre estudantes pré-universitários no sul da Etiópia]. Jornal de Medicina do Sangue 2021:12 1-8.

84. Adhikari P, Pramanik T, Pokharel R, Khanal S. Relationship between blood group and epistaxis among Nepalese. Nepal Med College J. 2008;10(4):264-265.

85. Nowak D, Jasionowski A. Análise do consumo de bebidas energéticas com cafeína entre adolescentes polacos Int. J Environ Res Public Health 2015;12:7910-7921.

86. Andrew R, Steven E, Rebecca M, Samba B. Fatores de Risco e Tratamento da Epistaxe em uma Amostra de Adultos Hospitalizados. SMRJ. 2022;7(2).

87. Le Tulzo Y. Diagnóstico do choque. Reanimação. Medicina de urgência M3. Ano 2012-2013

88. Shakeel M, Trinidade A, Iddamalgoda T, Supriya M, Ah-See KW. O rastreio

de coagulação de rotina não tem qualquer papel na gestão da epistaxe: reiterando o ponto. Eur Arch Otorhinolaryngol. 2010 Oct;267(10):1641-4

89. Huet O., Harrois A., Duranteau J. Transfusion sanguine en réanimation. Congresso Nacional de Anestesia e Reanimação 2008. Les Essentiels, p. 467-480.© 2008 Elsevier Masson SAS. Todos os direitos reservados.

90. Recomendações profissionais. Gestão da sobredosagem de antivitaminas K, situações de risco de hemorragia e eventos hemorrágicos em doentes tratados com antivitaminas K em ambiente hospitalar e ambulatório - HAS - Service de bonnes pratiques professionnelles - abril de 2008

91. Carson JL, Carless PA, Hebert PC, transfusion threshold and other strategies for guiding allogeneic red blood cell transfusion. Base de dados Cochrane syt rev 2012

92. Barnes ML, Spielmann PM, White PS. Epistaxis: uma abordagem contemporânea baseada em evidências. Otolaryngol Clin North Am. Oct 2012;45(5):1005 17.

93. Cohen O, Shoffel-Havakuk H, Warman M, Tzelnick S, Haimovich Y, Kohlberg GD, et al. Early and Late Recurrent Epistaxis Admissions: Padrões de Incidência e Factores de Risco. Otolaryngol-Head Neck Surg. Sep 2, 2017;157(3):424 31.

94. Pope, L.E. e C.G. Hobbs, Epistaxis: uma atualização da gestão atual. Postgrad Med J, 2005. 81(955): p. 309-14.

95. McGarry, G., Nosebleeds in children (Hemorragias nasais em crianças). Clin Evid, 2006(15): p. 496-9.

96. Chiu TW, McGarry GW. Estudo clínico prospetivo dos locais de sangramento na epistaxe posterior idiopática do adulto. Otolaryngol Head Neck Surg. 2007 Sep;137(3):390-3.

97. Badran K, Malik TH, Belloso A. Ensaio aleatório controlado que compara o Merocel e o RapidRhino packing no tratamento da epistaxe anterior. Clin Otolaryngol. 2005; 30(4) : 333-7.

98. Singer AJ, Blanda M, Cronin K. Comparação de zaragatoas nasais para o tratamento da epistaxe no serviço de urgência: um ensaio aleatório controlado. Ann Emerg Med. 2005; 45 (2): 134-9.

99. Cohn B. São necessários antibióticos profilácticos para o tamponamento nasal anterior em epistaxis? Ann Emerg Med 2015;65:109 11.

100. Pepper C, Lo S, Toma A. Estudo prospetivo do risco de não utilização de antibióticos profilácticos no tamponamento nasal para epistaxis. J Laryngol Otol. 2012;126:257 9.

101. D'Arbonneau-Rolland V. Acidentes hemorrágicos com antagonistas da vitamina K em pessoas idosas: proposta de 86 casos. *Tese de Doutoramento em Medicina]. Nancy: Université Henri Poincaré; 2002. Disponível em: http://docnum.univ-lorraine.fr.basesdoc. univ-lorraine.fr/prive/SCDMED_T_2002_D_ARBONNEAU_ROLLAND_VIRGINIE.pdf?

102. Duranteau J. Novas recomendações do SFAR no choque hemorrágico. Transfus Clin Biol 2015;22:188.

103. Chaaban MR, Zhang D, Resto V, Goodwin JS. Diferenças demográficas, sazonais e geográficas nas visitas ao departamento de emergência para epistaxe. Otolaryngol-Head Neck Surg 2017;156:81 6.

104. Côrte FC, Orfao T, Dias CC, Moura CP, Santos M. Factores de risco para a ocorrência de epistaxis: Estudo prospetivo. Auris Nasus Larynx [Internet] 2017 [citado 2018 março 3]; Disponível em: http://linkinghub.elsevier.com/retrieve/pii/S0385814617300950

105. Ando Y, Iimura J, Arai S, Arai C, Komori M, Tsuyumu M, et al. Factores de risco para epistaxis recorrente: importância do tratamento inicial. Auris Nasus Larynx 2014;41:41 5.

106. Nguyen-Khac É, Gournay N, Tiry C, Thevenot T, Skaf C-É, Leroy M-H. Hemoglobinómetro portátil para monitorização à beira do leito da hemoglobina do sangue capilar em doentes com hemorragia gastrointestinal aguda. Imprensa Médica. agosto de 2006;35:1131 7.

107. McClurg SW, Carrau R. Endoscopic management of posterior epistaxis: a review. Ata Otorhinolaryngol Ital. 2014, Feb;34(1):1-8.

108. Civelek B, Kargi AE, Sensoz O, Erdogan B. Complicação rara do tamponamento nasal: necrose da região alar. Otolaryngol Head Neck Surg. 2000, Nov;123(5):656-7.

109. Gungor H, Ayik MF, Gul I, Yildiz S, Vuran O, Ertugay S, Kanyilmaz H, Erturk U. Endocardite infecciosa e espondilodiscite devido a tamponamento nasal posterior num doente com uma válvula aórtica bioprotésica. Cardiovasc J Afr. 2012, Mar 12;23-2.

110. Spielmann PM, Barnes ML, White PS. Controvérsias na gestão especializada da epistaxe em adultos: uma revisão baseada em evidências. Clin Otolaryngol Off J ENT-UK Off J Neth Soc Oto-Rhino-Laryngol Cervico- Facial Surg. oct 2012;37(5):382 9.

111. Frikart, L. e A. Agrifoglio, Tratamento endoscópico da epistaxe posterior. Rhinology, 1998. 36(2): p. 59-61.

112. Felek SA1, Celik H, Islam A, Demirci M, Cauterização bilateral simultânea do septo nasal em crianças com epistaxe recorrente. Int J Pediatr Otorhinolaryngol. 2009 Oct;73(10):1390-3.

113. Supriya M, Shakeel M, Veitch D, Ah-See KW. Epistaxis: avaliação

prospetiva do local da hemorragia e seu impacto no resultado do paciente. J Laryngol Otol. 20 Jul 2010;124(7):744 9.

114. Soyka MB, Rufibach K, Huber A, Holzmann D. A epistaxe grave está associada à ingestão de ácido acetilsalicílico? The Laryngoscope. Jan 2010;120(1):200 7.

115. Wurman LH, Sack JG, Flannery J V, Lipsman RA. The management of epistaxis. Am J Otolaryngol. 13(4):193 209.

116. Nichols A, Jassar P. Paediatric epistaxis: diagnosis and management. Int J Clin Pract. agosto de 2013;67(8):702 5.

117. Kubba H, MacAndie C, Botma M, Robison J, O'Donnell M, Robertson G, et al. A prospective, single-blind, randomized controlled trial of antiseptic cream for recurrent epistaxis in childhood. Clin Otolaryngol Allied Sci. Dez 2001;26(6):465 8.

118. Ozmen S, Ozmen OA. A pomada local ou a cauterização são mais eficazes na epistaxe recorrente infantil. Int J Pediatr Otorhinolaryngol. junho de 2012;76(6):783 6.

119. Ruddy J, Proops DW, Pearman K, Ruddy H. Tratamento da epistaxe em crianças. Int J Pediatr Otorhinolaryngol. abril de 1991;21(2):139 42.

120. Srinivasan V, Patel H, John DG, Worsley A. Warfarin and epistaxis: should warfarin always be discontinued? Clin Otolaryngol Allied Sci. Dez 1997;22(6):542 4.

121. Christensen NP, Smith DS, Barnwell SL, Wax MK. Embolização arterial no tratamento da epistaxe posterior. Otolaryngol--Head Neck Surg Off J Am Acad Otolaryngol-Head Neck Surg. Nov 2005;133(5):748 53.

122. Andersen PJ, Kjeldsen AD, Nepper-Rasmussen J. Embolização selectiva no tratamento da epistaxe intratável. Ata Otolaryngol (Stockh). março de

2005;125(3):293 7.

123. Fukutsuji K, Nishiike S, Aihara T, Uno M, Harada T, Gyoten M, et al. Superselective angiographic embolization for intractable epistaxis. Ata Otolaryngol (Stockh). 8 de maio de 2008;128(5):556 60.

124. Sadri M, Midwinter K, Ahmed A, Parker A. Assessment of safety and efficacy of arterial embolisation in the management of intractable epistaxis. Eur Arch Oto-Rhino-Laryngol Off J Eur Fed Oto-Rhino- Laryngol Soc EUFOS Affil Ger Soc Oto-Rhino-Laryngol - Head Neck Surg. 21 de junho de 2006;263(6):560 6.

125. Strach K, Schröck A, Wilhelm K, Greschus S, Tschampa H, Möhlenbruch M, et al. Endovascular treatment of epistaxis: indications, management, and outcome. Cardiovasc Intervent Radiol. 7 Dec 2011;34(6):1190 8.

126. Mames RN, Snady-McCoy L, Guy J. Oclusão da retina central e da artéria ciliar posterior após embolização com partículas do sistema da artéria carótida externa. Ophthalmology. abril de 1991;98(4):527 31.

127. Brinjikji W, Kallmes DF, Cloft HJ. Trends in Epistaxis Embolization in the United States (Tendências na Embolização de Epistaxe nos Estados Unidos): A Study of the Nationwide Inpatient Sample 2003- 2010. J Vasc Interv Radiol. Jul 2013;24(7):969 73.

128. Meaudre E, Bordes J, Prunet B, Cathelinaud O, Kenane N, Palmier B, Goutorbe P. Massive haemorrhage during craniofacial trauma. traite'e par ligature de la carotide externe ; Annales Françaises d'Anesthésie et de Réanimation 2008 ;27 :252-255.

129. Voegels RL, Thomé TC, Vasquez Iturralde PP, Butugan O. Endoscopic ligation of the sphenopalatine artery for severe posterior epistaxis. Otolaryngol Head Neck Surg 2001;124:464-7.

130. Snyderman CH, Carrau RI. Ligadura endoscópica da artéria esfenopalatina para epistaxe; Técnicas operatórias em otorrinolaringologia - cirurgia de cabeça e pescoço 1997;8(2):85-89.

131. Viehweg TL, Roberson LB, Hudson JW. Epistaxis: Diagnóstico e tratamento. Associação Americana de Cirurgiões Orais e Maxilofaciais J Oral Maxillofac Surg 2006;64:511-518.

132. Snyderman CH, Goldman SA, Carrau RL, Ferguson BJ, Grandis JR. A ligadura endoscópica da artéria esfenopalatina é um método eficaz de tratamento da epistaxe posterior. Am J Rhinol. abril de 1999;13(2):137 40.

133. Strong EB, Bell DA, Johnson LP, Jacobs JM. Intractable epistaxis: transantral ligation vs. embolization: efficacy review and cost analysis. Otolaryngol--Head Neck Surg Off J Am Acad Otolaryngol-Head Neck Surg. Dez 1995;113(6):674 8.

134. Dufour X, Lebreton JP, Gohler C, Ferrié JC, Klossek JM: Epistaxis. In: Encycl Méd Chir Oto-rhino-laryngologie Elsevier Paris SAS; 2010: 1-7 [Artigo 20-310-A-10].

135. Baigent & al. Collaborative metaanalysis of randomized trials of antiplatelets therapy for prevention of death, myocardial infarction, and stroke in high risks patients. BMJ 2002 324;71-86.

136. Transfusão de plaquetas: produtos, indicações Método Recomendações para a prática clínica, recomendação HAS, outubro de 2015.

137. Gestão da sobredosagem de antivitaminas K, situações de risco hemorrágico e eventos hemorrágicos em doentes tratados com antivitaminas K em ambulatório e no hospital abril de 2008 (SYNTHESE DES RECOMMANDATIONS PROFESSIONNELLES, HAS GEHT).

138. Anticoagulantes em França em 2014: , resumo e acompanhamento, ANSM

2014

139. Pernod et al, Prise en charge des complications hémorragiques graves et de la chirurgie, niveau de preuve en urgence chez les patients recevant un anticoagulant 2013 Annales françaises d'anesthésie et de réanimation

140. Addison A, Paul C, Kuo R, Lamyman A, Martinez-Devesa P, Hettige R. Epistaxe recorrente: previsão do risco de readmissão em 30 dias, derivação e validação do escore RHINO-ooze. Rhinology 2017; 55: 99-105.

141. Kallenbach M, DittbernerA, Boeger D, Buentzel J, Kaftan H, Hoffmann K et al. Hospitalização por epistaxe: um estudo de investigação sobre cuidados de saúde de base populacional na Turíngia, Alemanha. European Archives of Oto-Rhino-Laryngology 2020; 277:1659-1666. -

142. Khan M, Conroy K, Ubayasiri K. Avaliação inicial no tratamento da epistaxe em adultos: revisão sistemática. J Laryngol Otol 2017; 131:1035-1055.

143. Abrich V, Brozek A, Boyle TR, et al. Factores de risco para epistaxis espontânea recorrente. Mayo Clin Proc 2014;89(12):1636-1643.

144. Jackson KR, Jackson RT. Factores associados à epistaxe ativa e refractária. Arch Otolaryngol Head Neck Surg 1988;114:862-5.

145. Stanković P, Hoch S, Rudhart S, Stojković S, Wilhelm T. O padrão de recorrência de epistaxe em pacientes que tomam ácido acetilsalicílico profilático (AAS) de uma coorte de 10 anos. Arquivos Europeus de Oto-Rino-Laringologia 2023; 280: 1723-1730.

146. Goljo E, Dang R, Iloreta A, Govindaraj S. Cost of management in epistaxis admission: impact of patient and hospital characteristics. Laryngoscope 2015; 125(12):2642-7.

147. Sauter TC, Hegazy K, Hautz WE. Epistaxe em pacientes anticoagulados: menos admissões hospitalares e estadias hospitalares mais curtas em

rivaroxaban em comparação com fenprocoumon. Clin Otolaryngol 2018; 43:103-108.

148. So Jeong K, So Jeong L, Yu Jin G, Sohl P, Jung Ho B. Caraterísticas e Factores de Risco de Epistaxis Recorrente em Pacientes Geriátricos. Korean J Otorhinolaryngol-Head Neck Surg 2021;64(8):548-53.

149. Yuji A, Jiro I, Satoshi A, Chiaki A, Manabu K, Matsusato T. Factores de risco para epistaxis recorrente: Importância do tratamento inicial. Auris Nasus Larynx 2014; 41: 41-45.

150. Shargorodsky J, Bleier BS, Holbrook EH. Análise dos resultados na gestão da epistaxe: desenvolvimento de um algoritmo terapêutico. Otolaryngol Head Neck Surg 2013; 149:390-398.

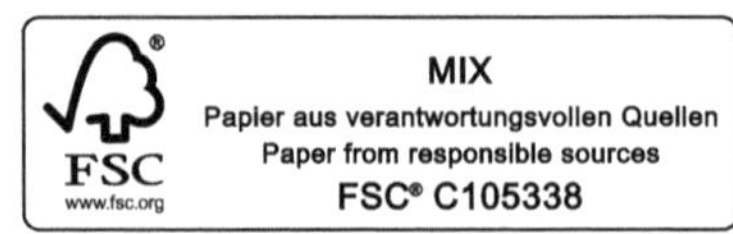

Printed by Books on Demand GmbH, Norderstedt / Germany